Baja En Carbohidratos

Recetas de dieta baja en carbohidratos fáciles y deliciosas

(Aprenda a comenzar con la dieta baja en carbohidratos de la manera correcta)

Áurea Moya

Tabla De Contenido

pollo "Rotisería" 1

Guiso De Pollo 4

Curry De Pollo Con Coliflor 7

Zuppa Toscana 9

Suntuoso Platillo Desayuno De Carne Y Queso Bajo En Carbohidratos 11

Brie Horneado Bajo En Carbohidratos 13

Platillo De Halloumi Bajo En Carbohidratos 15

Plato De Desayuno De Tocino Bajo En Carbohidratos 17

Frittata De Setas De Alcachofa 19

Frittata De Alcachofas Y Amigos 21

Frittata De Chorizo 23

Tortilla De Papa 25

Revuelto De Campo 27

Huevos Con El Sabor De Chiles Rellenos 29

Huevos De Machaca Inauténticos 31

Revuelto De Curry 33

Revuelto De Salmónahumado Y Revuelto De Queso De Cabra 34

Revuelto Primavera 36

Piperrada 38

Revuelto Marroquí...40

Revuelto Italiano...42

Copa Mix De Frutos Del Bosque............................44

Parfait Selva Negra 46

Coeur A La Crème...49

Flan De María 51

Natillas De Moca 54

Natillas De Damasco...56

Natillas De Ganache De Chocolate........................58

Natillas De Coco Del Sudeste Asiático 60

Natillas De Arce...63

Natillas De Arce Y Calabaza...................................65

Postre De Arce Y Calabaza De Cocción Lenta..68

Natillas De Limón Y Vainilla 71

Copa De Mousse De Limón....................................72

Mousse Chocolate Sin Azúcar ¡Para Morirse!..75

¡Mejor Que El..78

Budín De Pan Con Chocolate De Helen 82

Salsa No-Tan-Dura..85

Sirope De Frutilla 87

Salsarápida De Frutilla Y Naranja 89

Salsa De Chocolate Edulcorada 91

Sirope De Chocolate Sin Azúcar 94

Salsa "Dip" De Chocolate 97

Glaseado De Queso Crema 99

Cobertura Batida 101

Coco Tipo Angelical 103

Nueces Edulcoradas Con Canela 105

Caramelo Sencillo Bajo En Carbohidratos 106

Helado De Durazno 108

Natillas De Vainilla Helada 111

Sorbete De Lima Y Vainilla 113

Helado De Lima, Melón Y Jengibre 115

Sorbete De Limón 118

Sorbete De Naranja 120

Pollo "Rotisería"

Rinde: 6 porciones
Tamaño de Porciones: 1 - 2 piezas de pollo
Tiempo de Preparación: 5 minutos
Tiempo de Cocina: 35 minutos
Tiempo Pasivo: 5 minutos
Tiempo Total: 45 minutos

Ingredientes

- 1 Pollo entero, eviscerado
- 1 Limón, cortado por la mitad
- 1 Cebolla, cortada en cuartos
- 1 Cucharada de paprika
- 1 Cucharada de ajo granulado
- Sal y pimienta al gusto
- 2 Cucharaditas de aceite de avocado
- 1 Taza de caldo de pollo

Instrucciones

1. Enjuagar el pollo entero.
2. Secarlo con toallas de papel.
3. Insertar el limón y la cebolla en la cavidad del pollo.

4. En un plato pequeño, combine la paprika, el ajo granulado, sal y pimienta.
5. Poner la olla instantáneaal modo de salteopara pre-calentar.
6. Frotar el pollo con el aceite de avocadoy la mezcla de especias.
7. Colocar el pollo en la olla instantánea.
8. Cocinar por 5 minutos.
9. Voltear el pollo por el otro lado.
10. Cocinar por 5 minutos más.
11. Añadir el caldo de pollo.
12. Cubrir la olla.
13. Cambiar al modo manual.
14. Cocinar en alto por 25 minutos.
15. Soltar la presión naturalmente.
16. Destapar la olla.
17. Transferir el pollo a un plato para servir.
18. Deje reposar por 5 minutos antes de cortar.

Información Nutricional por Porción:
Calorías 640
Grasas Totales 25 g
Colesterol 289 mg
Sodio 408 mg
Potasio 879 mg

Carbohidratos Totales 2.7 g
Proteína 35.2 g
Sustitución/es:

Si no dispone de aceite de avocado, puede utilizar aceite de cocoo cualquier otro aceite conun alto punto de humo.

Guiso De Pollo

Rinde: 8 porciones
Tamaño de Porción: 1 pieza de pollo, ¼ taza de salsa
Tiempo de Preparación: 5 minutos
Tiempo de Cocina: 30 minutos
Tiempo Pasivo: 4 horas
Tiempo Total: 4 horas y 35 minutos

Ingredientes

- 3 Cucharadas de salsa Worcestershire
- ½ Cucharada de pimienta negra molida
- 2 Cucharadas de vinagre blanco
- 2 Cucharadas de pasta de achiote
- 1 Cucharada de orégano seco
- 1 Cucharada de comino molido
- 1 Cucharada de substituto deazúcar granulado
- 4 Contra muslos de pollo
- 4 Jamoncitos depollo
- 1 Cucharadade aceite de coco
- 3 Dientes de ajo, picados
- 1 Taza de cebolla amarilla, picada

- 2 Tazasde caldo de pollo de bajo sodio
- Cilantro, picado

Instrucciones

1. En un bol, mezclar la salsaWorcestershire, la pimienta negra, el vinagre, la pasta de achiote, el orégano, el cominoyel substituto de azúcar.
2. Reservar 1/3 de la mezcla.
3. Sumergir el pollo en la marinada resultante durante 4 horas.
4. Coloque un inserto en la olla instantánea.
5. Ponga la olla en el modo de salteado.
6. Verter el aceite de coco.
7. Añada el pollo y cocinar hasta que ambos lados estén dorados.
8. Mover el pollo a un plato.
9. Añadir las cebollas y ajos a la olla.
10. Saltear durante 3 minutos.
11. Vuelva a poner el pollo en la olla.
12. Verter el caldo de pollo y la marinada sobrante.
13. Mezclar bien.
14. Cubrir la olla.

15. Cambiar a modo manual.
16. Cocinar en alto por 20 minutos.
17. Soltar la presión naturalmente.
18. Adornar con cilantro antes de servir.

Curry De Pollo Con Coliflor

Rinde: 8 porciones
Tamaño de Porción: 1 pieza depollo, 1 tazade salsa
Tiempo de Preparación: 5 minutos
Tiempo de Cocina: 30 minutos
Tiempo Pasivo: 3 horas
Tiempo Total: 3 horas y 35 minutos

Ingredientes
- 4 lb. pata muslos de pollo

Para la marinada:
- 2 Cucharadas de aceite de oliva
- 1 Cucharada de polvo curry
- 1 Cucharada de polvo de cebolla
- 1 Cucharada de polvo de ajo
- 1 Cucharada de sal

Para el curry:
- 1 Cucharada de polvo curry
- 1 Tazade agua
- 2 Tazas de leche de coco
- 4 Tazas de floretes de coliflor
- 1 Cucharadade substituto de azúcar granulado

Para adornar:
- ¼ Taza cilantro, picado

Instrucciones

1. Haga la marinada mezclando el aceite de oliva, polvo de curry, polvo de cebolla, polvo de ajoy sal en un bol.
2. Sumergir el pollo en la marinada.
3. Cubrir el bol y refrigerar durante 3 horas.
4. Colocar la olla instantánea en modo saltear.
5. Dorar el pollo en ambos lados.
6. Añadir el polvo curry, agua, leche de coco, floretes de coliflory el substituto de azúcara la olla.
7. Cubrir la olla.
8. Cambiarlo a modo manual.
9. Cocinar en alto durante 25 minutos.
10. Use el modo de liberar presión naturalmente.
11. Adornar con cilantro antes de servir.

Información N

Zuppa Toscana

Rinde: 6 porciones
Tamaño de Porción: 1 bol
Tiempo de Preparación: 5 minutos
Tiempo de Cocina: 20 minutos
Tiempo Pasivo: 0 minutos
Tiempo Total: 25 minutos

Ingredientes

- 2 Cucharadas de aceite de oliva
- 1 Cebolla amarilla, picada
- 3 Dientes de ajo, machacados y picados
- 1 lb. salchicha de pollo
- 5 Tazas de caldo de pollo
- 1 Cucharada hinojo seco
- 2 Cucharada albahaca seca
- 2 Tazas de col risada fresca, picadas
- ½ Taza deleche de coco
- Sal y pimienta al gusto
- 1 Cucharadade pimiento rojo, machacado

Instrucciones
1. Colocar la olla instantánea en modo de salteo.

2. Verter el aceite de oliva en la olla.
3. Saltear la cebolla durante 3 minutos.
4. Añada el ajo y la salchicha de pollo.
5. Cocinar durante 5 minutos.
6. Presione el botón de cancelar.
7. Verter el caldo de pollo sobre la salchicha, cebolla y ajos.
8. Sazonar con el hinojo y albahaca secos.
9. Mezclar bien.
10. Cubrir la olla.
11. Colocar en modo manual.
12. Cocinar en alto durante 12 minutos.
13. Usar la función de liberar presión rápida.
14. Destapar la olla.
15. Presionar el modo salteado.
16. Mezclar en la olla la col risada y la leche de coco.
17. Sazonar con sal, pimienta y pimiento rojo.
Información Nutricional por Porción

Suntuoso Platillo Desayuno De Carne Y Queso Bajo En Carbohidratos

Tiempo: 5 minutos | Porciones: 2
Carbohidratos Netos: 5.35 g | Fibra: 5.5 g | Grasas: 56.5 g | Proteína: 38.5 g | Kcal: 695

Ingredientes:

200 g Rosbif (carne asada) Deli
150 g Queso cheddar suave (bastones)
1 Avocado (deshuesado, en mitades y en rodajas)
6 Rábanos (pelados, en mitades)
1 Cebolletas verdes (cortados finamente)
4 Cucharadas decrema nata
1 Cucharada de mostaza Dijon
2 Cucharadade aceite de oliva
50g de Lechuga (picada gruesamente)
Sal y pimienta

Preparación:

> Acomode las rodajas de carne asada, rodajas de avocado, bastones de cheddar, y rábanos en el plato. Añada la mostazay crema nata, y espolvoreecon cebolletas verdes.
>
> ¡Mezcle la lechuga y rocíe con aceite de oliva!Divida y sirva en platos. Disfrute!

Almuerzo

Envolturas de Carne Picada con Queso Bajas en Carbohidratos

Cena

Frijoles Verdes Cremososy Bacon Crujiente

Brie Horneado Bajo En Carbohidratos

Tiempo: 15 minutos | Porciones: 4 Carbohidratos Netos: 1.55 g | Fibra: 1.05 g | Grasas: 30.05 g | Proteínas: 15 g | Kcal: 337

Ingredientes:

250 g Queso Brie
1 Diente de ajo (picado)
60g Nueces (cortadas)
1 Cucharadade aceite de oliva
1 Cucharadade perejil fresco (picado finamente)
Sal y pimienta

Preparación:

Precaliente su horno a 200°C (marca 6 en gas o 400°F). Forrar una sartén con papel para hornear y dejar de lado.

En un bol pequeño, mezclar las nueces picadas, el perejil, el ajo, y el aceite de oliva. Sazonar con sal y pimienta.

Acomode el queso en la sartén. Verter la mezcla de nueces y perejilsobre el queso brie. Colocar la sartén en el horno. Hornear durante 10 minutos. ¡Servir caliente! Disfrute!

Cena

Carne y Vegetales en Olla de Barro de Bajos Carbohidratos

Platillo De Halloumi Bajo En Carbohidratos

Ingredientes:

2 Cucharadas de manteca
275 g de queso halloumi (4 rebanadas)
2 avocados (deshuesado, cortado)
¼ pepino (cortado en bastones)
2 Cucharadas de aceite de oliva
75 ml de crema ácida
2 Cucharadas de nueces de pistacho
Sal y pimienta

Preparación:

Derretir manteca en una sartén medianasobre fuego moderado. Freír las rebanadas de queso halloumipor ambos lados hasta dorar, más o menos 2 minutos por lado. Remover del fuego y transferir a platos.

Arreglar los avocados, pistachos, y bastones de pepinoen platos alrededor del queso. Colocar la crema ácida. Rociar los vegetales con aceite de oliva. Sazonar con sal (si fuera necesario) y pimienta molida fresca.

Plato De Desayuno De Tocino Bajo En Carbohidratos

Ingredientes:

150 g de Lonchas de tocino
4 Huevos
2 Cucharadas de manteca, para freír
2 Avocados (deshuesados, en cuartos)
1 Pimiento verde (cortado finamente)
30 g de Hojas de rúcula
4 Cucharadas de nueces
2 Cucharadas de aceite de oliva
Sal y pimienta

Preparación:

Derretir la manteca en una sartén sobre fuego mediano. Añadir las lonjas de tocino yfreír hasta llegar al crujiente deseado. Remover de la cacerola. Reservar la grasa.

Reducir el fuego. Cascar los huevos en la misma sartén con la grasa del tocino. Freír a su preferencia. Remover de la sartén y transferir a un plato. Reservar lagrasa.

Añada los cuartos de avocado, bastones de pimiento verde, nueces, y hojas de rúcula al plato. Rociar con aceite de oliva. Sazonar a gusto. Rociar los huevos con lagrasa de tocino.

Frittata De Setas De Alcachofa

3 Cucharadas (42 g) de manteca
1 Taza (300 g) deCorazones de alcachofa en cuartos enlatados, escurridos
4 Onzas (115 g) de champiñones frescos, picados
½ Cebolla pequeña, picada
8 Huevos, batidos
6 Onzas (170 g) de quesoGruyererallado

Precalentar la parrilla del horno.

En una sartén pesada, derretir la manteca y freír los corazones de alcachofa, los champiñones, y la cebollasobre fuego medio-bajohasta que los champiñones se ablanden.
Repartir los vegetales uniformementesobre el fondo de la sartén y verter los huevos sobre ellos.
Llevar el fuego a bajo y tapar la sartén. (Si su sartén no tiene una tapa o cubierta, use aluminio.) Deje que la

frittata se cocine hasta que esta se asiente (7-10 minutos).

Cubrir con el Gruyere yllevar la sartén bajo la parrilla del horno, a más o menos 4 pulgadas (10 cm) del calor. Asar durante 2 – 3 minutoso hasta que los huevos se asienten encimay el queso esté ligeramente dorado. Cortar en cuñas y servir.

Frittata De Alcachofas Y Amigos

3 Cucharadas (45 ml) de aceite de oliva
¼ Libras (115 g) de calabacín (más o menos 1 calabacín pequeño), picado en cubitos
3 Cucharadas (30 g) de cebolla picada
1 Diente de ajo, machacado
½ Pimiento verde pequeño, picado
½ Pimiento rojo pequeño, picado
1 Taza (300 g) de corazones de alcachofa, drenados y cortados
1 Taza (110 g)
¼-Pulgadas (6-mm) cubitos de jamón
¼ Taza (15 g) de perejil picado fresco
10 Huevos
1 Cucharada (5 g) de orégano
⅓ Taza (33.3 g) de Queso Parmesanorallado

Precalentar la parrilla del horno.
   Para esto necesita una sartén segura para hornos—una sartén de hierro fundido grande sirve perfecta. Rociar la sartén con aceite de cocina en aerosol antiadherentey colóquela

sobre fuego medio-alto. Añada el aceite de oliva y empiece a saltear el calabacín, la cebolla, el ajo, y los pimientos. Cuando los vegetales empiecen a ablandarse, añada y mezcle los corazones de alcachofa, cubos de jamón, y el perejil fresco. Deje que continúe cocinándose todo mientras prepara los huevos.

Revolver los huevos con eloréganoy queso parmesano.

Acomodar todo en la sartén en una capa uniformey vierta los huevos. Cubra la sartén, llevar el fuego a bajo, y deje que todo se cocine durante 15 a 20 minutoso hasta que todo a excepción de la superficie se asiente.

Lleve la sartén bajo la parrilla durante 3 o 4 hasta que empiece a dorarse un poco. Corte la frittata en cuñas y sirva.

Rinde: 4 to 5 porciones

Asumiendo 5 porciones, cada una tendrá 20 grsde Proteína; 8 grs decarbohidratos; 1 g de fibra dietética; y 7 grsdecarbohidratos utilizables.

Frittata De Chorizo

1 Cucharada (15 ml) de aceite
½ Pimiento verde, picado
1 Cebolla pequeña, cortada
⅔ Taza (75 g) de Chorizo cocido, desmenuzado y drenado
⅔ Taza (173 g) salsa
8 Huevos, batidos
6 Onzas (170 g) de queso cheddar (o Monterey Jack) rallado

Precalentar la parrilla del horno.

En una sartén grande y pesadasobre fuego medio, calentar el aceite y saltear elpimiento verdey la cebolla durante unosminutoshasta que estén tiernos y crujientes. Añada el chorizo y la salsa, revolver bien, calentar completamente.

Esparcir la mezcla en una capa uniformeal fondo de la sartény verter loshuevos sobre ella.

Bajar el fuego y cubrir la sartén. (Si su sartén no tiene una tapa, use papel aluminio.) Deje a la frittata cocinarse hasta que losHuevosestén mayormente asentados (7 a 10 minutos).

Cubrir con queso ralladoy llevar la sartén bajo la parrilla del horno, a unas 4 pulgadas (10 cm) del calor. Asar durante 2 a 3 minutoso hasta que loshuevosse asienten y el queso se derrita. Cortar en cuñas y servir.

Rinde: 4 porciones

Cada una con 8 grs de carbohidratos y 1 grde fibra, por un total de 7 grsdecarbohidratos utilizables y 32 grsdeproteína.

Tortilla De Papa

¼ Cabeza de coliflor
1 Nabo mediano
1 Cebolla mediana, cortadafinamente
3 Cucharadas (45 ml) de aceite de oliva, divididas
6 Huevos
Sal y pimienta

Corte su coliflor finamente— incluyendo el tallo— y pele su nabo, cortándolo finamente igual. Póngalos en un microondases una cacerola con tapa, añada un par de cucharadasde agua, y cocínelos en alto por 6 - 7 minutos.

Mientras tanto, empiece a saltear la cebolla en 2 Cucharadas (30 ml) del aceite de oliva en una sartén de 8- a 9-pulgadas (20- a 23-cm)—una sartén antiadherente es ideal, pero no esencial. Si su sartén no es antiadherente, dele un buen chorro despray de cocina antiadherente primero. Use fuego medio.

Cuando su microondas suene, retire los vegetales, drénelos, y colóquelos en la sartén junto a la cebolla. Continúe salteando todo, añadiendo un poco más de aceite si las cosas empiezan a pegarse, hasta que los vegetales estén dorados en sus bordes—alrededor de 10 a 15 minutos. Baje el fuego y esparza los vegetales en una capa uniformeal fondo de la sartén.

Mezcle loshuevoscon un poco de sal y pimientay viértalos sobre los vegetales. Cocinarlos en fuego bajo durante 5 a 7 minutos, levantando los bordes de la sartén frecuentemente para que el huevo corra hacia el fondo. Cuando todo se acentúe menos la superficie, lleve la sartén bajo la parrilla durante 4 a 5 minutoso hasta que la superficie de su tortilla esta dorada. (Si su sartén no tiene un mango anti calor, enróllelo con una cubierta primero.) Cortar en cuñas para servir. Un rocío de perejil es un buen adorno.

Revuelto De Campo

1 Cucharada (14 g) de manteca
¼ Taza (40 g) de jamón cocido picado
¼ Taza (38 g) de pimiento verde picado
2 Cucharadas (20 g) de cebolla picada
3 Huevos, batidos
Sal y pimienta

Derretir la manteca en una sartén sobre fuego medio. Añada el jamón, el pimiento verde, y la cebolla, saltee hasta que la cebolla se ablande.

Vierta loshuevosy revuelva hasta que loshuevosse asienten. Añada sal y pimienta al gusto y sirva.

Rinde: **2 porciones**

Cada una con 7 grs decarbohidratosy 1 gr de fibra, porun total de 6 grs decarbohidratos utilizablesy 23 grs deproteína.

No mire al número deporcionesy asuma que no puede alimentar a una familia hambrienta con un revuelto—estas recetas son muy fáciles de doblar, siempre y cuando tenga una sartén lo suficientemente grande para revolver todo.

Huevos Con El Sabor De Chiles Rellenos

6 Huevos
¼ Taza (30 g) de chiles verdes enlatados, picados
1 Cucharada (14 g) de manteca o aceite
4 Onzas (115 g) de queso Monterey Jack, cortado en trozos pequeños

Batir los huevos con los chiles. Rociar una sarténgrande y pesada con aerosol antiadherente de cocinay colóquela sobre fuego medio-alto. Cuando la sartén este caliente, añada la manteca o elaceite, y muévalo para cubrir la superficie de la sartén.

Vierta loshuevosmezclados con chiles y revuélvaloshasta que estén más o menos medio-asentados. Añada los trozos del queso Monterey Jack, continúe revolviendo hasta asentar, y servir.

Rinde: **2 o 3 porciones**

Asumiendo 2 porciones, cada una tendrá 4 grs de carbohidratos, un trazo de fibra, y 31 grs de proteína.

Huevos De Machaca Inauténticos

La Machaca real se hace con res que ha salado y secado, luego rehidratado en agua hirviendo, y machacado en trozos. Es muy deliciosa, pero no conozco a mucha gente que quiera hacer tanto trabajo. ¡Los trozos de res del platillo Ropa Vieja funcionan hermosamente en este revuelto!

2 Cucharadas (30 ml) de aceite de oliva
1 Taza (200 g) de Ropa Vieja (página 380)
½ Pimiento verde, picado
½ Cebolla, cortada
1 Diente de ajo, machacado
1 Taza (240 g) detomates con chiles enlatados, drenados
5 Huevos
¼ Taza (16 g) de cilantro picado

Caliente el aceite de oliva en una sartén grande y pesaday añada la Ropa Vieja, el pimiento picado, la cebolla,y el ajo. Saltéelos juntos, revolviendo seguido, hasta que la cebolla y pimiento se empiecen a ablandar. Mientras tanto, mida sus tomates y bata sushuevos.

Bien, su cebolla es translúcida, y su pimiento está empezando a ablandarse. Añada los tomates, revuélvalo, y vierta los huevos batidos. Bata hasta quelos huevosse asienten. Divida igualmente entre dos platos, cubra cada plato con el cilantro, y sirva.

Siéntase libre de añadir unos jalapeños picadoso más chiles verdes, si lo prefiere picante. O podría usar un chilePasilla o Anaheim en lugar del Pimiento Verde.

Rinde: 2 to 3 porciones

Asumiendo 2 porciones, cada una tendrá 30 grsProteína; 12 grscarbohidratos; 2 grsfibra dietética; 10 grscarbohidratos utilizables.

Revuelto De Curry

Yo amo el curry. Con una ensalada verde, esto hace una gran cena, sea usted un amante del curry o no.

1 Cucharadade manteca
¼ Cucharadita de polvo curry
½ Diente de ajo, machacado
3 Huevos
1 Cucharada (15 ml) de nata
3 Rebanadas de tocino, cocinados hasta crujir

Derretir la manteca en una sartén pesada y saltear el ajo y polvo currysobre fuego medio-bajo durante uno o dos minutos.

Revolverlos huevos y la nata juntos, verter en la sartén, y revolver hasta que los huevosse asienten. Trozar el tocino sobre ellos.

Rinde: **1 porción**

3 grs de carbohidratos, un trazo de fibra, y 23 grs de proteína.

Revuelto De Salmónahumado Y Revuelto De Queso De Cabra

Esto suena elegante, lo sé, pero toma casi nada detiempo y es muy impresionante. Es terrorífico para hacer un desayuno tardíoo una cena en la tarde-noche. Una simple ensalada verde con un clásicoaderezo de vinagreta iría perfecto con esto.

4 Huevos
½ Taza (120 ml) de nata
1 Cucharaditade eneldo seco
4 Cebollines
¼ Libra (115 g) de Chevre (queso de cabra)
¼ Libra (115 g) de salmón ahumado húmedo
1 o 2 Cucharadas (14 to 28 g) de manteca

Batir loshuevosjuntos con la natay el eneldo. Picar los cebollines finamente, incluyendo la parte crujiente verde. Corte el chevre—tendrá una textura similar al queso crema—en pequeños trozos. Desmenuce toscamente el salmón ahumado.

En una gran (preferiblemente antiadherente) sartén, derrita la manteca sobre fuego medio-alto. (Si su sartén no tiene una superficie antiadherente, dele un toque de spray de cocina antiadherenteantes de añadir la manteca.) Cuando esta se derrita, añada los cebollines y saltéelos durante un minuto. Añada la mezcla de huevo y cocine, revolviendo constantemente, hasta que los huevosestén mediamente asentados—como 1 minuto a 90 segundos. Añada el queso chevre y el salmón ahumado, continúe cocinando hasta que los huevosse asienten, y sirva.

Rinde: **3 porciones**

Cada una con 5 grs de carbohidratos y 1 gr de fibra, por un total de 4 grs de carbohidratos utilizables y 27 grs de Proteína.

Revuelto Primavera

4 Tallos de espárragos
8 Vainas de arvejas frescas
1 Cebollín
3 Huevos
1 Cucharaditadeaceite de oliva

Rompa los fondos de sus espárragos donde se parten naturalmente y corte los tallos en piezas diagonales de ½-pulgada (1.25-cm). Pinche la punta de las vainas de arvejas y retire el hilo. Luego córtelas en piezas de ½-inch (1.25-cm). Ponga ambos ingredientes en un bol apto para microondas, añada un par de cucharaditas de agua, cúbralos, y cocínelos en alto por solo 3 minutos. ¡Destápelos tan pronto como el microondas termine!Mientras esto está pasando, corte su cebollín, incluyendo la parte crujiente verde, y bata sus huevos.

Bien, saque sus espárragos y arvejas del microondas. Roció una sartén mediana con spray antiadherente de cocina y colóquela sobre fuego medio. Añada el aceite de oliva y deje que se caliente. Drene los espárragos y las arvejas y póngalos en la sartén, junto con el cebollín. Ahora vierta los huevos y revuelva hasta asentar. ¡Eso es todo!

Rinde: 1 porción

Cada una con 19 g Proteína; 8 g carbohidratos; 2 g fibra dietética; 6 g carbohidratos utilizables.

Piperrada

Diga "Pip-err-ada." Este platillo de campesino Basque tiene tantos vegetales en él, que es básicamente una comida entera por sí solo.

2 Cucharadasde grasa de tocino
¼ Tazade cebolla picada
½ Tazade pimiento verde picado
⅓ Tazade tomates picados (muy maduros y frescos o enlatados)
3 Huevos, batidos
Sal y pimienta

Caliente la grasa de tocino en una sartén pesadasobre el fuego más bajo. Añada la cebolla y saltee por 5 a 7 minutoso hasta que la cebolla se ablande.

Añada el pimiento y los tomates. Revuelva, cubra, y cocine al fuego más bajo durante 15 minutos, revolviendo una o dos veces. (Queremos que los vegetales estén muy suaves.)

Vierta los huevos y revuelva lentamente hasta que se acentúen. Añada sal y pimienta al gusto y sirva.

Rinde: 1 porción

13 grs de carbohidratos y 3 grs de fibra, por un total de 10 grs de carbohidratos utilizables y 18 grs de Proteína.

Variación: Piperrada Animada—Haga una Piperrada como lo haría normalmente, pero añada ¼ Taza (40 g) de jamón picado por cada porción. (Este es un buen momentopara usar cualquier sobra que esté guardando.) Saltee el jamón con los vegetales y añada los huevos y revuelva normalmente.

Rinde: 1 porción

14 grs de carbohidratos y 3 grs de fibra, por un total de 11 grs de carbohidratos utilizables y 24 grs de Proteína.

Revuelto Marroquí

Con todos estos vegetales, es una comida por sí solo. Es exótico y fabuloso.

1 Cucharada (15 ml) deaceite de oliva
¼ Taza (30 g) de cebolla picada
½ Cucharadita de ajo picado o 1 diente de ajo, machacado
1 Cucharada (15 ml) de tapenade
¼ Taza (60 g) de tomates enlatados picados
3 Huevos
½ Cucharadita de comino molido
2 Cucharadas (8 g) de cilantro fresco picado
Sal y pimienta

En una sartén, caliente el aceite de oliva en fuego alto y empiece a saltear la cebolla y el ajo. Cuando la cebolla esté translucida, añada la tapenade y los tomates y revuelva. Ahora, bata los huevoscon el comino y viértalo en las verduras. Revolver hasta estar casi asentado y añadir el cilantro, revolviendo hasta terminar. Añada sal y pimienta al gusto y servir.

Rinde: 1 porción

11 grs de carbohidratos y 1 gr de fibra, por un total de 10 grs de carbohidratos utilizables y 18 grs de Proteína.

Revuelto Italiano

Esta es una buena cena rápida. Sírvalo con una ensalada verde y pan de ajo para los chicos.

2 Cucharadas (30 ml) de aceite de oliva
¼ Taza (40 g) de pimiento verde picado
¼ Taza (40 g) de cebolla picada
1 Diente de ajo, machacado
3 Huevos
1 Cucharada (6.3 g) de queso parmesano rallado

Caliente el aceite de oliva en una sartén pesadasobre fuego medio y saltee el pimiento, la cebolla, y el ajopor 5 a 7 minutoso hasta que la cebolla sea translúcida.

Bata los huevoscon el queso parmesano y verter en la sartén. Revuelva hasta que los huevosse acentúen y sirva.

Rinde: 1 porción

8 grs de carbohidratos y 1 gr de fibra, por un total de 7 grs de carbohidratos utilizables y 17 grs de Proteína.

Copa Mix De Frutos Del Bosque

Para los amantes de las frambuesas y moras, aquí hay un postre rápido y sabroso.

1 paquete (4 porciones) de gelatina de frambuesa dietética
1 taza (240 ml) de agua hirviendo
2 cucharaditas de jugo de limón
Cáscara rallada de ½ naranja
¾ de taza (100 g) de moras congeladas, parcialmente descongeladas
1 taza (240 ml) de crema espesa, dividida
½ cucharadita de extracto de vainilla
1 cucharadita de edulcorante en polvo (opcional)

Coloque la gelatina, el agua, el jugo de limón y la cáscara de naranja en una licuadora y licúe de 10 a 15 segundos para disolver la gelatina. Agregue las moras y licúe nuevamente, solo el tiempo suficiente para mezclarlas.

Coloque el recipiente de la licuadora en el refrigerador durante 10 minutos o hasta que la mezcla empiece a espesarse un poco. Agregue ¾ taza (180 ml) de crema espesa y haga funcionar la licuadora el tiempo suficiente para mezclarlo todo (de 10 a 15 segundos). Vierta en 5 o 6 pequeñas tazas de postre bonitas y refrigere.

Batir la crema restante (60 ml) con el extracto de vainilla y el edulcorante (si lo usa) para decorar.

Rinde: 5 porciones

Cada una tiene 5 gramos de carbohidratos y 1 gramo de fibra, para un total de 4 gramos de carbohidratos utilizables y 2 gramos de proteína.

Parfait Selva Negra

Esto tiene demasiados carbohidratos para que quieras comerlos regularmente, pero es genial para una cena de empresa o unas vacaciones. También es muy bonita.

1 paquete (de 4 porciones) de bizcochuelo de chocolate instantáneo sin azúcar
2 tazas (480 ml) de leche descremada
1 taza (240 ml) de crema espesa, fría
1 cucharada (10 g) de polvo para postre instantáneo de vainilla sin azúcar
1 cucharada (14 g) de mantequilla
½ taza (60 g) de harina de almendras
½ taza (35 g) de coco rallado
2 cucharadas (11 g) de cacao en polvo
2 cucharadas (25 g) de edulcorante con base de polioles
1 lote de Relleno para tarta de cerezas sin azúcar agregada (página 525)

Mezcle el bizcochuelo de chocolate con la leche y revuelva con un batidor durante 2 minutos o hasta que espese. Dejar de lado.

Vierta la crema espesa fría en un bol hondo para mezclar. Agregue el postre instantáneo de vainilla y use una batidora eléctrica para batir hasta que la crema esté rígida — ¡no bata demasiado o tendrá mantequilla con sabor a vainilla! (Tampoco intente hacer este paso en una licuadora o procesador de alimentos. Simplemente no funcionará). Saque una taza y media (360 ml) de la crema batida y agréguelas al bol con el preparado de chocolate; revolver con una espátula de goma.

En una sartén mediana, derrita la mantequilla y agregue la harina de almendras, el coco, el cacao en polvo y el edulcorante de polioles. Mantenga a fuego medio durante unos cinco minutos o hasta que esté tostado. Retírelo del fuego.

Bien, ya estamos en la recta final. Saque 6 bonitos envases para postre —preferiblemente copas transparentes de parfait para que todos puedan ver las capas. Coloque la mitad de la mezcla de chocolate en el fondo de los envases para postre y luego cubra con la mitad de la mezcla de coco y la mitad de la mezcla de cerezas. Repita las capas, reservando solo un par de cucharaditas de la mezcla de coco. Debería haber suficiente crema batida en el tazón para poner una cucharada encima de cada porción. Espolvorea por encima un poco del coco reservado y enfríe por al menos unas dos horas antes de servir.

Rinde: **6 porciones**

Cada una tiene 10 gramos de proteína; 17 gramos de carbohidratos; 2 gramos de fibra dietética; 15 gramos de carbohidratos utilizables. La suma no incluye el edulcorante.

Coeur A La Crème

Este es un clásico postre francés, tradicionalmente hecho con un molde en forma de corazón que es difícil de conseguir, pero puede usar un molde para galletas con esa forma y hacerle unos tres o cuatro orificios de filtrado con un clavo, que es lo que hice yo. Sírvase con frutillas frescas o Sirope de Frutilla (vea la página 550) para un postre de San Valentín verdaderamente hermoso.

500 gramos de queso crema, ablandado
2 cucharadas (3 g) de edulcorante en polvo
3 cucharadas (45 ml) de crema espesa
2 cucharadas (30 g) de crema agria
¼ cucharadita de sal

Usa una batidora eléctrica para batir el queso crema hasta que esté bien cremoso. Bata el edulcorante, la crema espesa, la crema agria y la sal, mezclándolos muy bien.

Forre el molde con una doble capa de paño de quesero y empaque la mezcla de queso en él, presionándola bien. Coloque el molde en un plato para atrapar cualquier humedad que se drene y refrigere durante al menos 24 horas.

Rinde: **8 porciones**

Cada una tiene 2 gramos de carbohidratos, sin fibra y 5 gramos de proteína. El análisis no incluye coberturas.

<u>Advertencia</u>: Este no es un postre rápido para preparar antes de que su pareja llegue. Debe comenzar a hacer este postre con al menos 24 horas de anticipación para darle suficiente tiempo para enfriarse.

Flan De María

Mi amiga de la infancia, María, me encontró en Internet hace un par de años y nos juntamos. Su mamá es colombiana, por lo que María creció comiendo flan, un postre tradicional latinoamericano. Esta es la versión que inventamos juntos.

PARA EL CARAMELO:
2 cucharadas (3 g) de edulcorante en polvo
1 cucharadita de melaza blackstrap
2 cucharadas (30 ml) de agua

PARA EL FLAN:
1 taza (240 ml) de crema espesa
1 taza (240 ml) de half & half (mitad de leche entera, mitad de leche descremada)
6 huevos
1 cucharadita de extracto de vainilla
Pellizco de nuez moscada y un Pellizco de sal
⅔ taza (17 g) de edulcorante en polvo

Precaliente el horno a 350°F (180°C).

Para hacer el caramelo: combine el edulcorante, la melaza y el agua, revolviendo hasta que no tenga grumos. Rocíe un molde para pastel de vidrio con aceite en aerosol antiadherente y vierte la mezcla en él, extendiéndolo por el fondo. Colóquelo en el microondas por 2 minutos a potencia media. (Puede sustituir el caramelo sin azúcar de su elección por este caramelo; solo use de 2 a 3 cucharadas [30 a 45 ml]).

Para hacer el Flan: Batir bien la crema espesa, la half & half, los huevos, la vainilla, la nuez moscada, la sal y el edulcorante y vierta la mezcla sobre el caramelo en el molde.

Coloque el molde con cuidado en una fuente de horno grande y plana y vierta agua alrededor, no hasta el borde del molde. Coloque la fuente con agua y el molde en el horno. Hornee por 45 minutos o hasta que un cuchillo insertado en el centro salga limpio.

Enfríe y corte el flan en trozos. Tradicionalmente, cada pieza se sirve invertida en un plato con el caramelo encima como cobertura.

Rinde: **8 porciones generosas**

Cada una tiene 5 gramos de carbohidratos, sin fibra y 6 gramos de proteínas.

Natillas De Moca

1 taza (240 ml) de agua hirviendo
28 gramos de chocolate amargo
1 cucharadita colmada (1 g) de café instantáneo
1 taza (240 ml) de crema espesa
3 huevos
⅓ de taza (8 g) de edulcorante en polvo
Un pellizco de sal

Precaliente el horno a 300°F (150°C).

Ponga el agua hirviendo en una licuadora y vierta el chocolate en trozos. Sin licuar ni mezclar, déjelo reposar durante unos 5 minutos.

Agregue el café, la crema, los huevos, el edulcorante, la sal y mezcle durante un minuto.

Rocíe una cacerola de 1 cuarto de galón (960 ml) con aceite en aerosol y vierta la mezcla en ella. (Si lo prefiere, vierta en tazas individuales).

Coloque la cacerola o las tazas en una sartén más grande llena de agua caliente y coloque todo en el horno. Hornee por 1 hora y 20 minutos.

Deje enfriar y refrigere antes de servir. (Esto beneficia a la textura).

Rinde: **4 porciones generosas**

Cada una tiene 6 gramos de carbohidratos y 1 gramo de fibra, para un total de 5 gramos de carbohidratos utilizables y 6 gramos de proteína.

Natillas De Damasco

No vaya a aumentar la cantidad de damascos. Son la mayor fuente de carbohidratos. Sin embargo ¡Este postre es delicioso!

⅓ taza (105 g) de damascos en almíbar bajo de azúcar
2 cucharadas (30 ml) de jugo de limón
⅔ taza más 2 cucharaditas (17 g) de edulcorante en polvo, divididas
1 taza y media (360 ml) de leche descremada
½ taza (120 ml) de crema espesa
4 huevos
½ cucharadita de extracto de almendras
1 pellizco de sal

Bata los damascos, el jugo de limón y 2 cucharaditas (1 g) del edulcorante. Extienda sobre el fondo de una cacerola de vidrio de 1.4 de litro rociado con aceite en aerosol. Dejar de lado.

Bata juntos la crema, los huevos, el edulcorante restante, el extracto de almendras y la sal. Vierta en la cacerola preparada suavemente para no mezclar con los damascos.

Coloque la cacerola en una olla de cocción lenta. Vierte agua alrededor de la cacerola a menos de 2,5 cm del borde. Cubra la olla de cocción lenta, póngala a temperatura baja y deje que se cocine durante 4 horas.

Pasado el tiempo apague la olla, destape y deje que se enfríe hasta que pueda retirar la cacerola con las manos. Refrigere y servir bien frío.

Rinde: **6 porciones**

Cada una tiene 7 gramos de proteína, 7 gramos de carbohidratos, rastro de fibra dietética y 7 gramos de carbohidratos utilizables.

Natillas De Ganache De Chocolate

Esto en serio es denso y dulce. También es intensamente chocolatoso.

1 taza (240 ml) de leche descremada
85 gramos de chocolate amargo
⅔ taza (16 g) de edulcorante en polvo
1 taza (240 ml) de crema espesa
½ cucharadita de extracto de vainilla
1 pellizco de sal
6 huevos batidos

En una cacerola a la temperatura más baja de fuego posible (use una doble caldera o un difusor de calor) caliente la leche descremada con el chocolate en trozos. Cuando el chocolate se derrita, mezcle los dos juntos y luego agregue el edulcorante.

Rocíe una cacerola de vidrio de 1.4 de litro con aceite en aerosol. Vierta la crema y agregue la mezcla de chocolate. Bata aparte el extracto de vainilla y la sal. Ahora agregue los huevos, uno por uno, batiendo bien antes de agregar el siguiente.

Coloque la cacerola en una olla de cocción lenta y vierta agua a su alrededor, hasta 2,5 cm del borde superior. Cubra la olla, póngala a temperatura baja y cocine por 4 horas.

Pasado el tiempo apague la olla, retire la tapa y deje que se enfríe lo suficiente como para poder retirar la cacerola con las manos. Enfríe bien las natillas antes de servir.

Rinde: **6 porciones**

Cada una tiene 10 gramos de proteínas, 6 gramos de carbohidratos, 2 gramos de fibra dietética y 4 gramos de carbohidratos utilizables.

Natillas De Coco Del Sudeste Asiático

Adapte esta receta de una con carbohidratos de otro libro. María, quien la probó, dice que es maravillosa y que también tiene un toque latino. Busque coco rallado sin azúcar en tiendas especializadas en alimentos naturales.

¼ taza (60 ml) de imitación de miel sin azúcar
½ cucharadita de melaza blackstrap
2½ cucharaditas jengibre rallado, divididas
1 cucharada (15 ml) de jugo de lima
414 mililitros de leche de coco
⅔ de taza (16 g) de edulcorante en polvo
¼ cucharadita de cardamomo molido
½ taza (120 ml) leche descremada
½ taza (120 ml) de crema espesa
½ cucharadita de extracto de vainilla
4 huevos
½ taza (35 g) de coco picado sin azúcar

Rocíe un recipiente de vidrio de 1.4 de litro con aceite en aerosol. Coloque la miel y la melaza en dicho recipiente, cúbralo con una envoltura de plástico o un plato y cocine en el microondas a temperatura alta durante 2 minutos. Agregue 1 cucharadita y media de jengibre y jugo de lima y revuelva. Dejar de lado.

En un tazón, combine la leche de coco, el edulcorante, el cardamomo, el jengibre restante, la leche, la crema, el extracto de vainilla y los huevos. Batir hasta combinar bien. Verter en el recipiente de vidrio. Cúbralo con papel de aluminio y asegúrela con una banda elástica.

Coloque el recipiente en una olla de cocción lenta y vierta agua alrededor de 2.5 cm del borde. Cubra la olla de cocción lenta, póngala a temperatura baja y cocine de 3 a 4 horas.

Apague la olla de cocción lenta, destape y deje que se enfríe hasta que pueda levantar el recipiente con sus manos. Métalo al refrigerador durante la noche.

Antes de servir, revuelva el coco en una sartén seca a fuego medio hasta que esté dorado. Retire las Natillas del frío y pase cuidadosamente un cuchillo alrededor del borde. Coloque un plato encima y desmolde las Natillas. Espolvoree el coco tostado por encima.

Rinde: 8 porciones

Cada una tiene 5 gramos de proteína, 5 gramos de carbohidratos, 2 gramos de fibra dietética, 3 gramos de carbohidratos utilizables. El recuento de carbohidratos no incluye los edulcorantes en la miel sin azúcar.

Natillas De Arce

Esta receta es para todos los adeptos al arce que hay por ahí, ¡sé que son una legión!

1 taza y media (360 ml) de leche descremada
½ taza (120 ml) de crema espesa
⅓ taza (80 ml) jarabe de arce sin azúcar
⅓ taza (8 g) de edulcorante en polvo
3 huevos
1 pellizco de sal
1 cucharadita de extracto de vainilla
½ cucharadita extracto de arce

Simplemente mezcle todo y vierta la mezcla en una cacerola de vidrio de 1.4 de litro que haya rociado con aceite en aerosol. Coloque la cacerola en una olla de cocción lenta y vierta agua alrededor de 2.5 cm del borde. Cubra la olla, póngala a temperatura baja y deje que se cocine durante 4 horas.

Pasado el tiempo, apague la olla, retire la tapa y deje reposar hasta que pueda retirar la cacerola con las manos. Enfríe bien antes de servir.

Rinde: **6 porciones**

Cada una tiene 6 gramos de proteína, 2 gramos de carbohidratos, 0 gramos de fibra dietética, 2 gramos de carbohidratos utilizables. No incluye los edulcorantes del jarabe.

Natillas De Arce Y Calabaza

Esto es básicamente el relleno de un pastel de calabaza pero sin corteza. Las nueces añaden un contraste de texturas.

420 gramos de calabaza enlatada
1 taza (240 ml) de leche descremada
½ taza (120 ml) de crema espesa
⅓ taza (80 ml) jarabe de arce sin azúcar
⅓ taza (8 g) de edulcorante en polvo
½ cucharadita de saborizante de arce
3 huevos
1 pellizco de sal
1 cucharada (5.1 g) de especia para tarta de calabaza (mezcla de canela molida, clavo, jengibre y nuez moscada)
⅓ taza (35 g) de nueces de pecana picadas
1½ cucharaditas de Cobertura de Crema de mantequilla (página 552)

En un tazón para mezclar, preferentemente uno con pico vertedor, mezcle la calabaza, la leche, la crema, el jarabe, el edulcorante, el saborizante, los huevos, la sal y la especia para tarta de calabaza.

Rocíe una cacerola de vidrio de 1.4 de litro con aceite en aerosol. Vierta la mezcla de calabaza en ella. Colóquela en una olla de cocción lenta. Ahora llene el espacio alrededor de la cacerola con agua hasta 2.5 cm del borde. Cubra la olla, póngala a temperatura baja y déjela cocinar de 3 a 4 horas.

Retire la tapa, apague la olla y deje que se enfríe hasta que pueda retirar la cacerola con las manos. Enfríe las Natillas por al menos cuatro horas.

Antes de servir, ponga las nueces y la mantequilla en una sartén a fuego medio y revuelva durante 5 minutos más o menos. Deje de lado. También tenga a mano la imitación de crema para usar de cobertura. Sirva las natillas con una cucharada de cobertura y 1 cucharada (6 g) de nueces tostadas en cada porción.

Rinde: **6 porciones**

Cada una tiene 7 gramos de proteína, 10 gramos de carbohidratos, 3 gramos de fibra, 7 gramos de carbohidratos utilizables. El recuento no incluye edulcorantes de polioles en el jarabe sin azúcar.

Postre De Arce Y Calabaza De Cocción Lenta

Este es un postre genial para todos esos fanáticos del pastel de calabaza.

420 gramos de calabaza enlatada
1 taza (240 ml) de leche descremada
3 huevos
¼ taza (60 ml) de jarabe de arce sin azúcar
½ taza (12 g) de edulcorante en polvo
1 cucharada (5.1 g) de especia para tarta de calabaza (mezcla de canela molida, clavo, jengibre y nuez moscada)
½ cucharadita de saborizante de arce
½ taza (65 g) de nueces de pecana picadas y tostadas
Canela

Esto es simple: Combine todo menos las nueces y la canela en un tazón y mezcle bien. Rocíe una cacerola de 1 cuarto y medio de galón (1.4 litros) u otro contenedor que soporte el calor y quepa en su olla de cocción lenta con aceite en aerosol. Vierta la preparación en la cacerola. Coloque la cacerola en su olla de cocción lenta y vierta cuidadosamente agua a su alrededor a de 2.5 cm del borde.

Cubra, ajuste la olla de cocción a temperatura alta y deje cocinar por 4 horas. Pasado el tiempo, apague la olla, destape y deje que se enfríe hasta que pueda retirar la cacerola con las manos. Puedes refrigerarse o servirse tibio. De cualquier manera, esparza las nueces sobre cada porción y espolvoréelas con un poco de canela. También puede agregar crema batida si lo desea, pero no es esencial.

Rinde: **6 porciones**

Cada una tiene 7 gramos de proteína; 10 gramos de carbohidratos; 3 gramos de fibra dietética y 7 gramos de carbohidratos utilizables. El recuento de carbohidratos no incluye edulcorante de polioles en el jarabe sin azúcar. El análisis no incluye crema batida.

Natillas De Limón Y Vainilla

No lo guarde solo para el postre, servirá también como un adorable desayuno.

1 taza (240 ml) de crema espesa
1 taza (240 ml) de half & half (mitad de leche entera, mitad de leche descremada)
3 huevos
⅓ de taza (8 g) de edulcorante en polvo
1 cucharadita de extracto de limón
½ cucharadita de extracto de vainilla
2 cucharadas (16 g) de suplemento dietario y proteínico en polvo sabor vainilla
Pellizco de sal
Cáscara rayada de ½ limón

Precaliente el horno a 300°F (150°C).
Coloque todos los ingredientes en una licuadora y licúelos bien.
Rocíe una cacerola de ¼ (960 ml) con aceite en aerosol y vierta la mezcla. (Si lo prefiere, puede usar

copas para natillas individuales.) Coloque la cacerola o las copas con natilla en una fuente para horno con agua caliente y coloque todo dentro del horno. Cocine por 2 horas. Refrigere y sírvase bien frío.

Rinde: 4 porciones generosas

Cada una tiene 8 gramos de carbohidratos, un rastro de fibra 13 gramos de proteínas.

Copa De Mousse De Limón

Esta receta es sumamente simple, pero deliciosa, con un fresco sabor a limón.

1 paquete (4 porciones) de gelatina de limón sin azúcar
¾ de taza (180 ml) de agua hirviendo
85 gramos de queso estilo Neufchâtel o queso crema, suavizado
½ taza (120 ml) de agua fría
1 cucharadita de cáscara de limón rayada

¾ taza (180 ml) de crema espesa
2 cucharaditas de polvo para postre instantáneo de vainilla sin azúcar
2 cucharadas (15 g) harina de almendras
½ cucharadita de edulcorante con base de polioles

Ponga la gelatina y el agua hirviendo en una licuadora y licúe por 1 minuto. Corte el queso Neufchâtel en trozos, agréguelo a la gelatina y vuelva a licuar hasta que la mezcla esté suave, aproximadamente 1 minuto más. Ahora agregue el agua fría, la cáscara de limón y licúe una vez más para mezclar.

Vierte la mezcla de gelatina en un tazón y refrigere hasta que empiece a espesarse.

Use una batidora eléctrica para batir la crema espesa con el postre de vainilla hasta obtener una cobertura densa. (¡No bata de más o se convertirá en mantequilla de vainilla!)

Cuando la gelatina comience a espesarse, incorpore ½ taza (40 g) de la cobertura batida suavemente hasta que todo esté bien mezclado. Vierta en cuatro platos de postre. Póngalos junto a la cobertura restante en la nevera. Deje que el mousse se enfríe por un par de horas.

En algún momento antes de la cena, revuelva la harina de almendras con el edulcorante en una sartén a fuego medio hasta que se tueste y tenga un color dorado. Retire del fuego.

Cuando llegue la hora del postre, cubra cada porción de mousse con un poco de la cobertura batida sobrante y 1 cucharadita de la harina de almendras tostadas y sirva.

Rinde: **4 porciones**

Cada una tiene 7 gramos de proteína; 4 gramos de carbohidratos; rastro de fibra dietética; 4 gramos de carbohidratos utilizables. El recuento no incluye el edulcorante.

Mousse Chocolate Sin Azúcar ¡Para Morirse!

Este es el primer postre bajo en carbohidratos que inventé y no deja de sorprender.

1 paquete (4 porciones) de polvo para postre instantáneo de chocolate sin azúcar
1 paquete (280 g) de tofu suave
1 cucharada colmada (6 g) de polvo de cacao sin azúcar
De ¼ a media cucharadita de café instantáneo (use más si le gusta el sabor a moca)
De 1 a taza y media (de 240 a 360 ml) de crema batida fría

Use una batidora eléctrica para mezclar el postre, el tofu, el cacao y el café hasta obtener un preparado suave.

En un bol separado, bata la crema hasta que esté bien firme.

Coloque la batidora a su velocidad más baja, agregue el preparado de chocolate y apague la batidora, mezcle y apáguela. (Si lo bate demasiado se convertirá en mantequilla.)

Rinde: Hecho con 1 taza (240 ml) of crema espesa, se obtienen 6 porciones

Cada uno con 8 gramos de carbohidratos y 1 gramo de fibra, para un total de 7 gramos de carbohidratos utilizables y 5 gramos de proteína. Hecho con 1 taza y media (360 ml) de crema espesa aumenta su rendimiento al menos a 7 porciones, cada una con 7.5 gramos de carbohidratos y poco menos de 1 gramo de fibra, para un total de aproximadamente 6.5 gramos de carbohidratos utilizables y 4 gramos de proteína. (Yo lo prefiero con la menor cantidad de crema, para una textura más consistente, pero sé que hay personas que quieren mayor cantidad, para una textura más esponjosa. Es a libre elección.) El conteo de carbohidratos no incluye los edulcorantes de polioles.

Variación: Mousse de Vainilla sin Azúcar ¡Para Morirse! Aquí hay una receta para los que no les gusta el chocolate: Solo use un paquete de postre instantáneo de vainilla, una cucharadita de extracto de vainilla y omita el polvo de cacao y el café.

Rinde: 6 a 7 porciones

Hecho con 1 taza (240 ml) de crema, obtendrá 6 porciones, cada una con 7 gramos de carbohidratos, un rastro de fibra y 4 gramos de proteína. Hecho con 1 taza y media (360 ml) de crema, obtendrá 7 porciones, cada una tiene 6.5 gramos de carbohidratos, un rastro de fibra y 4 gramos de proteína.

¡Mejor Que El

La compañía Jell-O inventó este espectacular postre para ocasiones especiales, que tuve que modificar mucho para que fuese apto para quienes cuentan los carbohidratos que consumen. También son responsables del nombre. Enigmático, ¿verdad? ¿Quién sabe lo que significará? Como la buena gente de Jell-O inventó la receta original (¡aunque el sirope de chocolate fue idea mía!), sería bueno usar su postre sin azúcar para hacer esto.

PARA LA CORTEZA:
1 taza y media (225 g) almendras
3 cucharadas (40 g) de edulcorante con base de polioles
3 cucharadas (4.5 g) de edulcorante en polvo
½ taza (115 g) de mantequilla, derretida
½ taza (75 g) de nueces de pecanapartidas a la mitad

PARA EL RELLENO:
225 gramosde queso crema, suavizado

- 3 tazas (720 ml) de leche descremada, dividida
- 2 paquetes (de 4 porciones cada uno) de polvo para postre instantáneo de vainilla sin azúcar
- 1 lotede Coco Tipo Angelical (página 553)
- 1 lote de Salsa de Chocolate Edulcorada (página 551) o Siropede Chocolate Sin Azúcar (página 551)

PARA LA COBERTURA:
- 1taza y media (360 ml) de crema espesa, helada
- 1 cucharada y media (15 g) de polvo para postre instantáneo de vainilla sin azúcar

Precaliente el horno a 350°F (180°C).

Para hacer la corteza: Coloque las almendras en un procesador de alimentos con la cuchilla en S y hágalo funcionar hasta que estén finamente molidas. Agregue los dos edulcorantes y pulse la función de combinar.

Ahora vierta la mantequilla derretida y las nueces de pecana y pulse hasta que la mantequilla se mezcle y las nueces de pecanas estén picadas medio-finas.

Rocíe una sartén de 23×33 cm con aceite en aerosol. Volcar la mezcla de almendra en ella y presionarla uniformemente en su lugar. Hornee de 12 a 15 minutos o hasta que se doren. Necesitará de tiempo para que se enfríe antes de poner el relleno.

<u>Para hacer el relleno</u>: Bata el queso crema hasta que esté suave. Batir en ½ taza (120 ml) de leche descremada. Ahora agregue los 2 paquetes de mezcla de postre y el resto de la leche. Bata durante unos 2 minutos, raspando los lados del tazón a menudo para que el preparado no se pegue. Ahora bata en 1 taza, 70 gramos de Coco tipo Angelical. Extienda esta mezcla sobre la corteza.

Extienda la Salsa de Chocolate Edulcorada sobre la capa de postre.

<u>Para hacer la cobertura</u>: Bata la crema con 1 cucharada y media (15 g) de la mezcla de postre de vainilla, hasta lograr la cobertura batida. Extiéndala sobre la capa de chocolate.

Tome el coco restante y revuélvalo en una sartén seca a fuego medio hasta que adquiera un ligero tono dorado. Espolvoree el coco tostado de manera uniforme sobre la cobertura batida. Refrigere por al menos 2 horas antes de servir.

Rinde: **12 porciones**

Cada una tiene 10 gramos deproteína; 14 gramosde carbohidratos; 4 gramosde fibra y 10 gramos de carbohidratos utilizables. La cuenta no incluye edulcorante con base de polioles.

Budín De Pan Con Chocolate De Helen

Helen era la madre de mi padre, y este era nuestro postre tradicional Navideñomientras crecía. La gente ha intentado casarse con algúnfamiliarsolo para obtener la receta secreta, pero como ésta es la versión liviana, ¡no es secreta! Aun así, sigue siendo bastante alta en carbohidratos así que, quizás, deba guardarla para una ocasión especial.

2 tazas (480 ml) de half & half (mitad de leche entera, mitad de leche descremada)
1 taza (240 ml) de crema espesa
1 taza (240 ml) de agua
6 rodajasde pan de molde blanco "liviano" (5 gramos de carbohidratosutilizableso menos por rodaja—la más delgada que pueda encontrar)

84 gramosde chocolate amargo de repostería
⅔ de taza (16 g) de edulcorante en polvo
2 huevos, batidos
1 cucharaditade extracto de vainilla
Pellizco de sal

Precaliente el horno a 375°F (190°C).

Combine el half & half, la crema y el agua en una olla mediana a fuego medio y cocine a fuego lento.

Mientras se calienta, rocíe una cacerola grande con aceite en aerosol, rompa el pan en trozos pequeños y póngalos dentro. Vierte la mezcla del half & half caliente sobre el pan y déjalo reposar durante 10 minutos.

Derrita el chocolate en una sartény agréguelo a la mezcla de pan; es bueno usar un poco de la crema caliente para enjuagar la sartén para no desperdiciar chocolate. Revuelva bien. Ahora agregue el edulcorante, los huevos, la vainilla y la sal, mezclando todo muy bien. Hornee por 1 hora o hasta que esté firme.Sirva con la Salsa No-Tan-Dura (página 549).

Rinde: **8 porciones**

Cada una tiene 12 gramos de carbohidratos y poco más de 1 gramo de fibra, para un total de 11 gramos de carbohidratos utilizables y 7 gramos de proteína.

Salsa No-Tan-Dura

La Salsa Dura[1] tradicional se hace con azúcar, mantequilla, huevo, vainilla, ron o coñac, y cuando es refrigeradase pone bastante dura —de ahí su nombre. Sin embargo, con edulcorante en polvoen vez deazúcar, mi salsa dura no funciona —se desmorona en pequeños grumos. Agregué queso crema y todo combinó, pero no se pone tan dura cuando se refrigera, por lo que esta es la Salsa No-Tan-Dura. ¡Sin embargo, todavía sabe muy bien!

1 taza (25 g) de edulcorante en polvo
5 cucharadas (70 g) de mantequilla, temperatura ambiente
⅛ de cucharaditade sal
1 cucharaditade extracto de vainilla

---

[1] El nombre original en inglés es *Hard Sauce*, que es traducible como Salsa Dura, pero al tratarse de una receta inglesa, en muchos países de habla castellana se conoce con el nombre de *Brandy Butter* o Mantequilla de Coñac, por lo que el juego de palabras que emplea el autor se pierde en la traducción.

1 huevo
28 gramosde queso crema, suavizado
Nuez moscada

Use una batidora eléctrica para batir el edulcorante y la mantequilla hasta que estén bien mezclados. Agregue la sal, el extracto de vainilla y el huevo. En este punto, estarás seguro de haber cometido un terrible error.

Agregue el queso crema ¡y observe cómo se suaviza la salsa! Mezcle muy bien, hasta que esté suave y esponjosa. Coloque la Salsa No-Tan-Dura en un lindo plato para servir, espolvoree ligeramente con nuez moscada y refrigere bien.

Rinde: Aproximadamente 1 taza (240 ml) o una porción de 2 cucharadas (30 ml) por cada porción de Budín de Pan con Chocolate de Helen (página 549)

Cada porción tendrá 3 gramos de carbohidratos, sin fibra y 1 gramo de proteína.

Sirope De Frutilla

Tradicionalmente, el Coeur a la Crème (página 541) se sirve con frutillas frescas, pero yo lo preparo para el Día de San Valentín. Como generalmente no estoy impresionado con la calidad de las frutillas que puedo obtener en febrero, prefiero usar congeladas.

455 gramosde frutillas congeladas (pueden ser frescas)
1 cucharada (15 ml) de jugo de limón
2 o 3 cucharadas (de 3 a 4.5 g) de edulcorante en polvo

Simplementevierta las frutillasen un bol y agregue el jugo de limóny el edulcorante. Aplaste un poco las frutillas con un tenedor si lo prefiere; a mí me gusta que el sirope tenga algunos trocitos.

Rinde: **8 porciones**

Cada una tiene 6 gramos de carbohidratos y 1 gramo de fibra, para un total de 5 gramos de carbohidratos utilizables y solo un rastro de proteína.

Salsarápida De Frutilla Y Naranja

Esta es especialmente buena para mejorar un postre simple para las visitas, usando frutillas que están por estropearse en el refrigerador, o simplemente porque es martes.

½ taza (55 g) de frutillas
1 cucharada (1.5 g) de edulcorante en polvo
¼ cucharaditade extracto de naranja

Coloque todos los ingredientes en un procesador de alimentos y hágalos puré. Sírvala sobre rodajas de melón, helado sin azúcar o mézclelo con un yogurt natural.

Rinde: Aproximadamente ⅓ de taza (80 ml), o 3 porciones

Cada uno con 2 gramos de carbohidratos y 1 gramo de fibra, para un total de 1 gramo de carbohidratos utilizables y un rastro de proteína.

Salsa De Chocolate Edulcorada

De hecho, creo que la salsa de chocolate hecha solo con maltitol es un poco mejor que ésta, pero es menos probable que esta versión cause problemas digestivos. De cualquier manera, ¡el maltitol hace que el edulcorante en polvo parezca barato! En esta receta ese maltitol, no edulcorantes con base en polioles. Cuando probé isomalt y eritritol en la salsa, se volvieron grumosos cuando se enfriaron. El maltitol hace una salsa con una texturaexcelente.

½ taza (120 ml) de agua
55 gramos de chocolate amargo
¼ taza (50 g) de maltitol u otro sustituto en polvo de azúcar
¼ taza (6 g) de edulcorante en polvo
3 cucharadas (42 g) de mantequilla
¼ cucharaditade extracto de vainilla
Goma de xantano

Ponga el agua y el chocolate en un vaso de 960 mililitros y métalos al microondas a temperatura alta durante 45 a 60 segundos. Revuelva y cocine en el microondas por otros 30 segundos o hasta que el chocolate se derrita.

Agregueel maltitol y cocine en el microondas durante 1 minuto. Revuelva y cocine por 1 minuto más. Agregue el edulcorante, la mantequilla y el extracto de vainilla —siga revolviendo hasta que la mantequilla se derrita. Si cree que la salsa de chocolate es un poco aguada o si encuentra que un poco de la mantequilla se niega a incorporarse, solo use un poquito de gomade xantano para espesar. Sirva de inmediato o almacene en un recipiente cerrado en el refrigerador.

Rinde: 1 taza (240 ml), u 8 porciones de 2 cucharadas (30 ml)

Cada uno con 1 gramo de proteína; 2 gramos de carbohidratos; 1 gramo de fibra dietética; 1 gramo de carbohidratos utilizables. El conteo no incluye el maltitol.

Sirope De Chocolate Sin Azúcar

Este es tan bueno como cualquier sirope de chocolate conazúcar que hayas probado.

Lo que hago yo. No intente hacer esto con edulcorante líquido, no funcionará: el edulcorante con base de polioles de alguna manera hace que el agua y el chocolate se combinen. Es química o magia, o algo por el estilo.

⅓ taza (80 ml) de agua
55 gramos de chocolate amargo de repostería
½ taza (100 g) de maltitol u otro sustituto en polvo de azúcar
3 cucharadas (42 g) demantequilla
¼ cucharaditade extracto de vainilla

Coloque el agua y el chocolate en un envase grande y colóquelo en el microondasa alta temperatura de 1 a 1 minuto y medio o hasta que el chocolate se derrita. Agregue el maltitol colóquelo por otros 3 minutos en el microondas, parando a la mitad para revolverlo. Agregue la mantequillay el extracto de vainillay estará listo para servir (o decorar un pastel).

Rinde: Rinde aproximadamente 1 taza (240 ml) u 8 porciones de 2 cucharadas (30 g)

Cada 2 gramos de carbohidratos y 1 gramo de fibra, sin incluir el maltitol, para un recuento de carbohidratos utilizable de 1 gramo más 1 gramo de proteína.

Esto funcionó muy bien con maltitol. Sin embargo, cuando traté de prepararlo con eritritol, comenzó bien pero se cristalizó y adquirió una consistencia granulosa a medida que se enfriaba—aunque hubiesefuncionado bien usándolo caliente sobre helado, no habría funcionado para los pasteles congelados en este capítulo.

Salsa "Dip" De Chocolate

340 gramos de chocolate amargo
2 cucharadas (30 ml) de imitación de miel sin azúcar o 2 cucharadas (25 g) edulcorante con base de polioles
2 cucharadas (30 ml) de crema espesa
¼ taza más 1 cucharada (75 ml) de agua

En una doble calderasobre agua caliente, no hirviendo, derrita el chocolate. Agregue la miel, la crema y el agua. Manténgalo caliente sobre el agua mientras sumerge galletas, frutas, frutos secos, o lo que se le antoje.

Rinde: ¡Es difícil saber cuántas cosas vas a sumergir!

Pero suponiendo que haga 36 galletas de Chocolate Dip (página 507), o sumerja tres docenas de frutillas, la Salsa Dip agregará a cada una de ellas un rastro de proteína, de carbohidratos, de fibra dietética y sin carbohidratos utilizables. El conteo no incluye polioles en el chocolate sin azúcar.

Glaseado De Queso Crema

Esta es una receta de mi hermana. Queda muy bien en el pastel de Calabacín y Zanahoria (página 509) o el Pan de Jengibre (página 511).

¾ taza (180 ml) de crema espesa, helada
1 paquete (225 g) de queso crema, suavizado
½ taza (12 g) de edulcorante en polvo
1 cucharaditade extracto de vainilla

Bata la crema hasta que se ponga firme usando batidora eléctrica.

En un bol aparte, bata el queso crema hasta que esté muy suave y luego agregue el edulcorante yel extracto de vainilla. Ponga la batidora a su velocidad más baja, agregue la crema batida. Entonces apague la batidora¡rápido!

Rinde: **9 porciones**

Cada una tiene 3 gramos de carbohidratos, sin fibra y 2 gramos deproteínas.

Cobertura Batida

Esto tiene un maravilloso sabor y textura.

1 taza (240 ml) de crema espesa, helada
1 cucharada (10 g) de polvo para postre instantáneo de vainilla sin azúcar

Simplemente mézclelos juntos hasta que la crema se torne espesa. El polvo para postre le da una linda textura y ayuda a que la crema batida se "quede parada". También le da un ligero sabor de vainilla dulce a la crema, por supuesto.

Rinde: Aproximadamente 2 tazas (480 ml), o 16 porciones de 2 cucharada (30 ml)

Cada una con solo un rastro de carbohidratos, sin fibra y con un rastro de proteína.

Esto es increíble con frutos del bosque como un postre simple pero elegante.

Me gusta servir frutillas y crema batida en mi lindo plato para eventos (que tiene pocillos para papas fritas y salsa), ¡se ve tan bonito! Y hace que todo sea informal pero divertido. ¡Esta cobertura batida también es genial en cualquier postre y excelente en el café irlandés!

Coco Tipo Angelical

Necesitará esta receta para hacer el extraordinario postre que llamamos ¡Mejor Que El S#X#! (página 548) ¡y muchos otros en este libro! Puede usarlo sobre fruta fresca de hecho, o en cualquier cosa donde crea que un poco de coco podría ser bueno.

3 cucharadas (40 g) de edulcorante con base de polioles
⅓ taza (80 ml) deagua hirviendo
2 tazas (140 g) de coco rallado

En a recipiente mediano disuelvaeledulcorante en agua. Agregue el coco, asegurándose de que quede remojado de manera uniforme. Cubra el recipientey deje asentar de 10 a 15 minutos.

Rinde: 2 tazas (180 g), o 16 porciones de 2 cucharadascada una

Cada uno con rastros de proteínas; 2 gramos de carbohidratos; 1 gramo de fibra dietética y 1 gramo de carbohidratos utilizables. El conteo no incluye el edulcorante de polioles.

Nueces Edulcoradas Con Canela

Esta es una buena opción como aperitivo para comer con café.

2 cucharadas (28 g) de mantequilla
1 taza (120 g) nueces comunes, nueces de pecana, o una combinación de ambas
De 1 cucharada y media a 2 (2 to 3 g) de edulcorante en polvo
½ cucharaditade canela

Derrita la mantequillaen una sartén pesada a fuego medio y luego añada las nueces. Cocine por 5 o 6 minutos, revolviendo de tanto en tanto. Apague el fuego e inmediatamente espolvoree por encima el edulcorante, la canelay revuelva para que se distribuya bien. (Si espera a que las nueces se enfríen, el edulcorante no se adherirá bien.) Yo prefiero comerlas tibias, aunque también son sabrosas frías.

Rinde: 4 o 5 porciones (recuerde, esto es solo para "picar" entre comidas)

Asumiendoque son 4 porciones, cada una tendrá 5 gramos de carbohidratosy 2 gramos de fibra, para un total de 3 gramosde carbohidratos utilizablesy 5 gramos deproteínas.

Caramelo Sencillo Bajo En Carbohidratos

Esta receta tuvo un catador muy especial —miamigo de 7 años Austin McIntosh. Le dio una calificación de 10. Su madre, Julie, quien ayudo, dice que es muy fácil de hacer, tanto que hasta un niño podría hacerla, especialmenteporque no hay cocción involucrada. Ella también dijo que, aun sin las nueces ¡sigue siendo igual de buena!

455 gramosde queso crema, suavizado

55 gramos de chocolate amargo, derretido
½ taza (12 g) de edulcorante en polvo
1 cucharaditade extracto de vainilla
½ taza (65 g) denueces comunes o nueces de pecana picadas

Bata el queso cremahasta que quede suave, entonces agregue el chocolate, el edulcorante y el extracto de vainilla. Por ultimo agregue las nueces.

Forre una bandeja de 20x20cm con papel de aluminio y vierta el preparado de queso crema. Enfríelo bien y despuéscórtelo en cuadrados. Guarde en el refrigerador.

Rinde: **64 cuadrados de 2.5 cm**

Cada una con 1 gramo deproteínas; 1 gramode carbohidratos; rastros de fibra dietética y 1 gramo decarbohidratos utilizables.

Helado De Durazno

Esta no es baja en carbohidratos, pero es asombrosamente deliciosa, con una fabulosa textura cremosa. Si solo hará un postre helado de este libro, que sea este.

480 mililitros de agua saborizada de durazno (sin azúcar y sin carbonatar)
1 cucharada (7 g) de gelatina sin sabor
2 tazas (400 g) de duraznos cortados
¼ taza (60 ml) de jugo de limón
⅓ taza (8 g) de edulcorante en polvo
2 tazas (480 ml) de crema espesa, helada
3 cucharadas (30 g) de polvo para postre instantáneo de vainilla sin azúcar

Vierta el agua saborizada en una cacerola no reactiva y encienda el fuego entre medio y bajo. Espolvoree la gelatina por la parte superior. Revuelva con un batidor mientras la mezcla se calienta, asegurándose de que toda la gelatina se disuelva.

Agregue los duraznos, el jugo de limón y el edulcorante a la mezcla y cocine a fuego lento durante unos 10 minutos o hasta que los duraznos se estén ablandando. Transfiera la mezcla a una licuadora (esto, suponiendo que su licuadora soporteel calor, si no es así, deje que la mezcla se enfríe un poco primero) y licue varias veces, de usted depende si desea dejar algunos pedacitos de durazno, en lugar de un puré completamente suave.

Deje que la mezcla de durazno se enfríe hasta que esté a temperatura ambiente; para el siguiente paso debe tener una consistencia melosa, no de mermelada.

Vierta la crema espesa fría en un bol grande y agregue el polvo para postre. Bata con una batidora eléctrica hasta que la crema quede en picos suaves. Coloque la batidora a baja velocidad y agregue la mezcla de durazno. Bata solo el tiempo suficiente para mezclar todo y luego apagar la batidora.

Vierte todo en un envase apto para el congelador. Deje congelar y luego sirva.

Si le sobró el Helado de Durazno, déjelo ablandar a temperatura ambiente al menos por 15 minutos antes de servirlo; es probable que esté como roca tras sacarlo del congelador.

Rinde: Rinde aproximadamente 1 litro y cuarto, o unas 10 porciones, suponiendo que esté conteniéndose, lo cual no es nada fácil.

Suponiendo que logre compartir, y no devorar cada porción, tendrá aproximadamente 10 gramos de carbohidratos, con 1 gramo de fibra, para un total de 9 gramos de carbohidratos utilizables y 2 gramos de proteína.

Natillas De Vainilla Helada

¡Esto es tan rico y delicioso! Los polioles en esta receta ayudan a evitar que se congele como una roca, lo que sucederá si usa edulcorante en polvo. Intente servirlo con el Sirope de Chocolate sin Azúcar (página 551).

6 huevos
2 tazas (480 ml) de half & half (mitad de leche entera, mitad de leche descremada)
½ taza (100 g) de edulcorante con base de polioles
3 cucharadas (45 ml) de imitación de miel sin azúcar
¼ cucharadita de sal
2 tazas (480 ml) de crema batida, helada
1 cucharada (15 ml) de extracto de vainilla

En una cacerola mediana, bata juntos loshuevos, el half & half, el edulcorante, la miel y la sal. Cocine a fuegomínimo, revolviendo constantemente (no se detenga u obtendrá unos muy dulces huevos revueltos), hasta que la mezcla es lo suficientemente espesa para cubrir una cuchara de metal y ha alcanzado al menos 160°F (75°C).

Enfríe rápidamente colocando la cacerola en hielo o agua fría y revuelvahasta que esté apenas tibio — esto previene que el vapor atrapado diluya las natillas. Cubra y refrigere hasta que esté completamente frío, al menos 1 hora.

Cuando esté listo para servir las natillas, use una batidora eléctrica para batir la crema con el extracto de vainilla hasta que quede ligeramente firme. Coloque la batidora a baja velocidad y bata las natillas, soloel tiempo suficiente para mezclar bien. Vierta la mezcla en un recipienteapto para congelador y refrigere por un par de horas; luego sírvalo.

Rinde: Se obtienen entre 1½ y 2 cuartos (de 1.4 a 1.9 Litros), o 10 porciones, como mínimo

Asumiendo que son 10 porciones, cada una tendrá 8 gramos of carbohidratos, sin contar los edulcorantes; 6 gramosde proteínas.

Sorbete De Lima Y Vainilla

En la extraordinaria novela de Ray Bradbury:El vino del estío, los personajes que visitan una heladería, eligen el inusual sabor de "Lima y Vainilla".

Considerenesto mi tributoauno de las más geniales novelas americanas de siglo XX.

1 paquete (4 porciones) de gelatina de lima sin azúcar
2 tazas (480 ml) de agua hirviendo
El jugo y la cascara rallada de 1 lima
5 cucharadas (7.5 g) de edulcorante en polvo
2 tazas (460 g) de yogurt natural
¼ taza (30 g) de suplemento dietario y proteínico en polvo sabor vainilla

2 cucharaditasde extracto de vainilla

Si su licuadora soporta el calor, convine la gelatinay elagua hirviendo en el vaso y licúe hasta disolverla. Si su licuadora no soporta el calor, mezcle los dos juntos en un recipiente adecuado hasta que la gelatina esté completamente disuelta y deje que se enfríe hasta el punto en que pueda utilizar su licuadora procurando que la preparación permanezca liquida. Añada los demás ingredientes licuando en cada oportunidad para evitar sobre exigir al aparato.

Cuando todo esté bien mezclado, deje enfriar hasta que comience a adquirir una consistencia melosa. Vierta la preparación en envases individuales y coloque en el congelador por una hora.

Rinde: 8 porciones

Cada porción tendrá 5 gramosdecarbohidratos, un rastro defibra y 5 gramos deproteína.

Helado De Lima, Melón Y Jengibre

Esto liviano, refrescante, y verde brillante.

1 paquete (4 porciones)de gelatina de lima sin azúcar
2 tazas (480 ml) de agua hirviendo
2 tazas (310 g) de melón verde, cortado en cubos
1½ cucharadas (9 g) de jengibre rallado
El jugo y cascara rallada de 1 lima

Suponiendo que tiene una licuadora apta para el calor, coloque la gelatina y el agua hirviendo en el vaso y licue hasta que la gelatina se disuelva por completo. Si su licuadora no es apta, mezcle el agua y la gelatina en un recipiente aparte. Deje que se enfríe a una temperatura que su licuadora pueda manejar antes de continuar con el pasosiguiente.

Si ha usado un tazón para disolver su gelatina, viértala en la licuadora ahora, enciéndala y agregue algunos trozos de melón a la vez. Cuando esté hecho puré, agregue el jengibre, el jugo y cascara de lima, déjelo licuar un par de segundos antes de apagarla.

Coloque el vaso de la licuadora en el refrigerador a enfriar hasta que comience a espesarse. Viértalo en un recipiente apto para congelador y refrigere hasta queesté completamente congelado; entonces sírvalo. También puede hacerlo en forma de granizado tradicional, que consiste en congelarlo en una olla poco profunda y rasparlo con un tenedor cada 20 a 30 minutos a medida que se congela para separar los cristales.

Puede simplemente verter esto en tazas para postre y dejar que se enfríe como una gelatina, si lo prefiere.

Rinde: **8 porciones**

Cada porción tendrá 4 gramos de carbohidratos, un rastro de fibra y de proteína.

Sorbete De Limón

Esta receta es baja en carbohidratos, baja en grasa, baja en calorías... ¡Y deliciosa!

1 paquete (4 porciones) de gelatina de limón sin azúcar
2 tazas (480 ml) de agua hirviendo
2 tazas (460 g) yogurt natural
2 cucharaditas de extracto de limón
3 cucharadas (4.5 g) de edulcorante en polvo
¼ taza (30 g) de suplemento dietario y proteínico en polvo sabor vainilla

Coloque la gelatina en una licuadora y añada el agua. Licúe por 20 segundos para disolver la gelatina.

Añada los otros ingredientes y licue bien. Coloque el vaso de la licuadora en el refrigerador y deje enfriar de 10 a 15 minutos. Sáquela y licue nuevamente por 10 segundos, refrigere otros 10 a 15 minutos y dele otra rápida licuada después de enfriar.

Coloque la mezcla de sorbete en diferentes recipientes y métalos en el congelador hasta lograr la temperatura deseada.

Rinde: 8 porcionesde media taza (120 ml), pero intenta comer solo media taza ¡solo inténtalo!

Cada una tiene 2.5 gramos decarbohidratos (si utiliza un frasco de yogurt natural con 4 gramos de carbohidratos); incluso si se guía por el conteo en la etiqueta, esto solo tiene 4 gramos de carbohidratos por porción, sin fibra y 9 gramos de proteína.

Sorbete De Naranja

¿No es la naranja, el sabor de sorbete favorito de todos?

1 paquete (4 porciones) de gelatina de naranja sin azúcar
2 tazas (480 ml) de agua hirviendo
2 tazas (460 g) yogurt natural
5 cucharadas (7.5 g) de edulcorante en polvo
¼ taza (30 g) de suplemento dietario y proteínico en polvo sabor vainilla
2 cucharadas (30 ml) de jugo de limón
El jugo y la cascara rallada de 1 naranja

Si su licuadora es apta para el calor, combine la gelatina y el agua hirviendo en el vaso de la misma y licue para disolver la gelatina. Si su licuadora no es apta para el calor, mezcle los ingredientes en un recipiente aparte y luego deje que la mezcla se enfríe hasta el punto en que su licuadora pueda manejarlo, pero debe mantenerse líquido. Viértalo en la licuadora y enciéndala a baja velocidad. Agregue los otros ingredientes, uno a la vez, agregando el yogurt en varias tandas para evitar exigira la licuadora.

Cuando todo esté bien mezclado, deja que todo se enfríe hasta que empiece a ponerse realmente espeso. Viértalo en un recipiente apto para congelador y refrigere hasta que alcance la consistencia deseada.

www.ingramcontent.com/pod-product-compliance
Lightning Source LLC
LaVergne TN
LVHW011955070526
838202LV00054B/4927